Dr SÉNAC-LAGRANGE

Ancien interne des Hôpitaux de Paris
Ancien président de la Société d'Hydrologie
Médaille d'Or de l'Académie de Médecine (1895, 1899)
Médecin consultant aux Eaux de Cauterets

Du jugement des Bronchites chroniques

d'après les idées traditionnelles et les acquisitions modernes

Communication faite à la Société d'Hydrologie Médicale de Paris

(Séances des 4 Décembre 1911 et 8 Janvier 1912)

ISSOUDUN
IMPRIMERIE H. GAIGNAULT
15, Rue Victor-Hugo, 15

1912

Dᶫ SÉNAC-LAGRANGE

Du jugement des Bronchites chroniques

d'après les idées traditionnelles et les acquisitions modernes

Communication faite à la Société d'Hydrologie Médicale de Paris

(Séances des 4 Décembre 1911 et 8 Janvier 1912)

ISSOUDUN
IMPRIMERIE H. GAIGNAULT
15, Rue Victor-Hugo, 15

1912

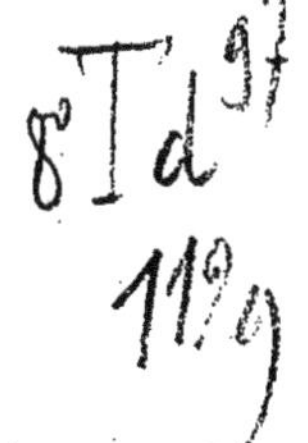

Du jugement des Bronchites chroniques

d'après les idées traditionnelles et les acquisitions modernes

Par M. SÉNAC - LAGRANGE

Des communications parues à la Société d'Hydrologie sur les bronchites chroniques, toutes ont eu pour objectif leur entrée dans la classification naturelle par la notion de leur nature, sur la considération de leur étiologie constitutionnelle poursuivie dans leur phénoménalité et retrouvée dans leur curabilité par la médication générale qui leur échoit.

Une causalité seconde s'y juxtapose parfois et par moments, représentée par la virulence microbienne, les auto-infections ! qui semble compliquer la question. Simple apparence !

Et quand nous ajouterons que le *champ d'observation* des eaux minéro-thermales se trouve le mieux disposé à cette étude par l'exposition qu'il nous facilite des lois de l'hérédité, perçues ensuite dans le rapport des phénomènes entre eux, nous nous trouverons avoir présents tous les éléments du problème que comporte une *méthode exacte* parce qu'elle est *complète*.

Prenons les conditions opposées ! *Un champ d'observation hospitalier* où s'offre exclusivement la maladie aiguë isolée de tous ses rapports ; l'analyse qu'elle présente du *phénomène transitoire*, comme une *réaction* de la maladie ; l'examen dès lors d'une *face* du problème sans recours à l'idée synthétique qui en rapproche les éléments et les raisons d'une méthode complète manquant, comment la *critique* y trouverait-elle matière à *jugements !*

Il importe cependant d'ajouter que l'analyse, quand elle ne reste pas isolée, apporte toujours son fait nouveau qui enrichit d'autant la notion scientifique.

Ces réflexions nous sont suggérées par la lecture de la thèse d'un de nos meilleurs collègues et amis qui, sous le titre de pathogénie des bronchites, nous livre un consciencieux résumé des patientes recherches entreprises dans ces dernières années (1).

Analysons-en les données.

Dans une série de bronchites qui font suite à une grippe, à une dothinenterie, aux fièvres éruptives, etc., il est de toute évidence que la maladie commence par une infection et il serait rationnel d'avancer que « l'infection et le terrain concourent toujours à la réalisation de la bronchite chronique » (2), si on cherchait à juger de l'influence des deux éléments l'un sur l'autre, du moment de prééminence transitoire de l'un des deux, plus continu de l'autre, au demeurant, de leur séparation sur l'innocuité de la graine. Car, avancer que la chronicité « *est le résultat d'une série d'inoculations successives de par la persistance d'un foyer microbien latent qui, sous l'influence d'une cause occasionnelle, peut devenir l'origine de poussées infectieuses* », est bien faire la part d'emblée et momentanée de l'agent infectieux, mais laisser dans l'ombre la part du terrain, part dominante, quand l'agent virulent cesse de l'être. Ce que vous admettez au surplus, trop vaguement certes, quand en face des bronchites spécifiques vous placez les bronchites chroniques communes. Ajouter comme corollaire que l'évolution des inflammations chroniques est la même que l'inflammation aiguë (2) est bien accentuer l'idée, c'est-à-dire faire dériver la maladie *chronique* de la maladie *aiguë*, en d'autres termes

---

(1) *Thèse de Paris*, 1911, H. Flurin.
(2) *Loc. cit.*, p. 2-3.

faire sortir le *permanent* de l'*accident*, alors que l'*accident* ou maladie aiguë dérive nécessairement du *permanent* ou maladie *chronique*, en tant que celle-ci reste soumise comme origine au *physiologisme individuel*, comme il apparaîtra par la suite.

Que dans certaines conditions précisées, le catarrhe trouve sa genèse dans l'action du micro-organisme infectieux, il n'en est pas moins vrai que dans d'autres conditions antérieures, c'est-à-dire premières, il apparaît de lui-même comme un élément physiologique. Produit d'une sécrétion aqueuse, de mucus auquel il doit sa viscosité, de débris de cellules épithéliales, de quelques leucocytes sur la plus légère irritation — en dehors ou avec les micro-organismes saprophytes qui sont comme s'ils n'existaient pas, puisqu'ils sont inoffensifs — suivez-le sur la surface cutanée ! Observez-le dans cette classe d'individus à teint mat, plus ou moins obèses, offrant certains caractères de tempérament ! Ici, le catarrhe, car c'est bien un véritable catarrhe, s'accuse en ces sueurs profuses, soit générale, soit locale, qui constituent une véritable infirmité. Il fait tellement partie de l'organisme, qu'il en constitue la modalité première et que d'un commun accord l'épithète d'*hyperidrose idiopathique* lui est réservée.

Passez à la fonction cataméniale et au léger catarrhe qui la précède et qui la suit ! Il ne trouble guère la fonction et se résout de lui-même. Et la même évolution se produit dans la masse des catarrhes de toutes les muqueuses, de la muqueuse naso-pharyngienne notamment, dans les mois d'hiver où le catarrhe s'acquiert simplement et se continue en sécrétion mi-aqueuse, mi-muqueuse, résistante aux actions locales.

Passons-nous à l'état morbide, avec les microbes de la suppuration, combien de catarrhes ne se résolvent-ils pas sur une simple action irritative, dite substitutive !

Bien plus, de par l'influence de l'état général sur l'état local, sur un traitement minéro-thermal suivi, ne voyons-nous même pas disparaître un catarrhe avec bacille de Koch, que ce catarrhe soit simple ou accompagné de quelque lésion commune !

Il nous paraît donc acquis que le catarrhe se montre à nous comme un élément physiologico-morbide et la liaison qui les unit doit faire donner un même nom de nature à cette causalité simple et double qui est une causalité de terrain. Mais n'anticipons pas !

De par les recherches bactériologiques, il est deux grandes classes de bronchites chroniques, les bronchites chroniques communes, non spécifiques, et les bronchites spécifiques.

I. Les bronchites communes se présentent avec les microbes suivants : le *streptocoque* à virulence atténuée ou sans virulence ; le *pneumocoque* virulent à l'état aigu, moins ou pas à l'état chronique ; puis, plus ou moins associés, le *pneumo-bacille de Friedlander*, le *tétragène*, le *colibacille*, le *bacille de Pfeiffer*, le *micrococcus catarrhalis*. — Le *staphylocoque* n'a pas été retrouvé.

Comme parasites accessoires, en général inoffensifs, mais pouvant devenir pathogènes, il y a à citer l'*oïdium albicans*, la *saccharomyces*, les *sarcines*, le *leptothrix*, le *bacille pyocyanique*, le *proteus vulgaris*, etc.

La colonie est polymicrobienne et l'association microbienne accroit la virulence de tel ou tel bacille ! Cependant la virulence est ici ou très réduite ou absente... Il est, au surplus, impossible de distinguer une bronchite chronique à pneumocoques ou à streptocoqués. Ils n'entrent donc pas dans l'évolution de la bronchite ! Qu'est-ce qu'une cause qui est en dehors de l'évolution de la bronchite ou ne s'y laisse pas reconnaître ? N'arguons pas d'un affaiblissement de la résistance des bronches par un traumatisme de poussières métalliques et minérales, de gaz irritants... Aucun trouble circulatoire n'a affaibli la nutrition de la bronche, nulle lésion nerveuse n'a modifié son innervation en moins... Nous sommes bien en bronchite commune, c'est-à-dire en conditions moyennes, et si nous poursuivons sa curabilité, celle-ci se produit sur un réveil des synergies générales retentissant sur l'état local par l'intermédiaire de la médication minéro-thermale : action *stimulante générale* se faisant action *tonique*, action *irritative locale* par passage à un certain état aigu devenant action *substitutive*. Nous étudierons plus loin les détails circonstanciés de toutes les modalités thérapeutiques.

Quoi qu'il en soit, l'action curative s'est accomplie sur des qualités de terrain qui mériteraient un nom, mais que nous réservons pour le moment. — Que si, prenant en valeur quelques pneumocoques et streptocoques..., rencontrés dans les sécrétions, vous accordez arbitrairement à ceux-ci une prééminence d'action dans le maintien de la chronicité, votre division de *bronchites communes* disparaît pour laisser la place à la *bronchite spécifique*.

2° Seconde forme de *bronchites communes* : la *bronchite fétide*. — Quelle est la raison de la fétidité de l'haleine et des sécrétions qui lui échoient ? Sont-ce le *leptothrix buccalis*, le *bacillus putridus splendens*, les divers *staphylocoques*, *albus*, *aureus*, *citreus*, *flavus*, le *bacille de Lumniczer*, identique au *bacillus putridus*, le *coli-bacille*, tous ou en partie des anaérobies ? Quoi qu'il en soit, la fétidité ne survit pas à la disparition des sécrétions liquides et croûteuses, dès lors au départ des microbes. Pas de lésion anatomique, du reste, en sorte fait observer très judicieusement le Dr Flurin, que les caractères de la bronchite fétide ne sont plus qu'un épisode de la bronchite chronique (1). — Mais la même bronchite peut être tout aussi bien une gangrène des bronches en marche. Le ou les mêmes microbes produisent une *évolution* en place d'un épisode. Il y a quelque chose de préétabli qu'il fallait apercevoir ; ce quelque chose ne peut être que le terrain et un terrain graduellement affaibli.

3° Forme de bronchite commune ou non spécifique. La bronchite *pseudo-membraneuse*. — Autant d'exsudats que de bronchites et alors autant de bronchites que d'exsudats !

1° L'exsudat *fibrino-leucocytaire* est constitué par un reticulum fibrineux renfermant dans ses mailles grand nombre de leucocytes. Les microbes ordinairement rencontrés sont le streptocoque et le pneumocoque. Ils auraient la propriété fibrinogène ! dans certains cas au moins. — Mais les mêmes exsudats amicrobiens ou à microbes à virulence atténuée ! Il n'y aurait plus alors de réaction inflammatoire à invoquer des tissus bronchiques contre des microbes fibrinogènes !... Tout se passe au demeurant en crises d'oppres-

---

(1) *Loc. cit.*, p. 24.

sion produites par l'obstruction bronchique avec les râles et la toux sèche, quinteuse, provoquée par l'exsudat... Nous rangerions, nous, cette forme que nous avons rencontrée deux fois dans nos quarante années d'exercice professionnel, dans la classe des bronchites par hyperesthésie ou sensibilité accrue, dans la même catégorie que la bronchite asthmatique. — Cette forme anatomique est très rare.

2° L'exsudat *fibrino-cruorique* résulte de la coagulation du sang exsudé dans les bronches qui conservent leur épithélium. Soulevant parfois une certaine réaction, il provoque une petite broncho-alvéolite... Simple incident de l'hémoptysie bronchique, il s'est montré une fois à nous à titre plus essentiel, comme reliquat d'une expuition vasculaire lente qui ne s'était pas traduite extérieurement. C'était chez un jeune officier sortant de l'école de Saumur. Le traitement par la douche à transition modérée ramena pendant une dizaine de jours des crachats noirs exclusivement cruoriques que remplacèrent par la suite des crachats de plus en plus visqueux.

3° Il y a encore des *exsudats muqueux* en couches stratifiées identiques à l'exsudat de l'entérocolite muco-membraneuse (Chauffard). Cet exsudat inflammatoire est constitué par de la mucine coagulée par l'action d'un ferment spécial, la *mucinase*, qu'on rencontrerait non dans les fausses membranes, mais dans les crachats qui les accompagnent ; on la rencontrerait même dans le sang (Josué et Paillard), sans que l'état général, au surplus, en soit troublé ! De par ses rapports avec l'entérite *muco-membraneuse*, appelons cette bronchite la bronchite *muco-membraneuse*, et, comme l'entérite de ce nom, faisons-en une bronchite individuelle, nous voulons dire spéciale... — Nous ne nous reconnaissons pas le droit de la ranger sur son mode aigu dans la classe des bronchites arthritiques d'après une simili-liaison avec des auto-intoxications propres à l'arthritisme !

II. Voici venir les inflammations *spécifiques* des bronches dans lesquelles interviennent ou semblent intervenir des micro-organismes spécifiques.

1° La bronchite chronique tuberculeuse. — La lésion initiale de la tuberculose pulmonaire, engendrée par le bacille spécifique, se produit dans le paremchyme pulmonaire, au point où les *bronchioles* se *terminent* et *s'abouchent* dans le *lobule pulmonaire*. C'est une *broncho-pneumonie*, les bronches voisines étant affectées par le passage des produits infectieux, quand la lésion se ramollit et s'expectore.

En dehors de cette *bronchite symptomatique*, il est une bronchite simple, avec *bacilles de Koch*, ceux-ci associés plus ou moins ou pas à des microbes pyogènes.

Comme évolution, c'est une sécrétion catarrhale, parfois abondante sur les applications de la douche, aqueuse, mi-visqueuse et mi-purulente... On la voit guérir après une année et plus..., mais le fonctionnement général n'est pas troublé, il se maintient et l'on surprend même parfois une légère augmentation de poids.

Comme lésions, ce sont celles de la bronchite simple : muqueuse rouge, épithélium intact, parfois desquamé ou transformé en épithélium cubique ou pavimenteux... Tuniques infiltrées de cellules lymphoïdes, vaisseaux dilatés avec gaine lymphocytaire... Arrivées à ce point, ou les lésions rétrocèdent, ou elles s'accentuent en lésions communes d'atélectasie avec signes de dilatation, ou elles s'engagent dans le processus de sclérose des parois dans le cas de tuberculose fibreuse, ou dans un processus plus inférieur de création de *follicules* avec marche à la caséification.....

Et les crachats ! En plus des produits de désintégration cellulaire, il y a leur réaction qui dépendrait, jusqu'à un certain point, selon l'école moderne, de l'agent *pathogène*.

S'il y a bronchite et foyer de ramollissement tuberculeux, ce sont, *sur un fond de mucus*, des *polynucléaires plus ou moins fragmentés*, des *mononuclées*, c'est-à-dire des *cellules alvéolo-pulmonaires*, des *cellules endothéliales à protoplasma basophile avec noyau excentrique et pigment.*

Dans un second groupe, chez les emphysémateux bronchitiques, par exemple, avec bacille, se sont des *polynucléaires avec granulations neutrophiles, encerclés par des réseaux muqueux renfermant du mucus hyalin et quelques cellules alvéolaires intactes* (Bezançon, de Jong).

Que ces lésions cellulaires indiquent une différence de nature de ces deux formes bronchitiques, nous n'y contredisons pas. Mais elles ne font que s'ajouter à des preuves plus concluantes prises aux réactions générale et•locale de l'organisme et à l'évolution de la maladie.

Quoi qu'il en soit, l'albumino-réaction positive des crachats paraît typique dans toute poussée bacillaire. — Mais en dehors du bacille, celui-ci absent, cette albumino-réaction a-t-elle la même valeur ? Il n'y paraît pas, si nous en jugions par un cas récent observé par nous et où l'existence de l'albumino-réaction fut suivie d'un réveil fonctionnel général dissipant, avec l'augmentation de poids, toute idée de marche vers la tuberculose.

Nonobstant, dans la constitution du catarrhe bronchique simple bacillaire, nos auteurs ne trouvent pas probante l'action *pathogénique du bacille de Koch*, ce qui est bien fait pour relever l'action du terrain.

2° *Bronchite chronique* et *syphilis.*

Le trépomène est l'agent infectieux.

Il y aurait deux types de bronchite syphilitique. — L'un, précoce, évoluant avec et en même temps que les *accidents secondaires* ; l'autre, tardif ou de période *tertiaire.*

Le traitement mercuriel aurait sur le premier type la même influence que sur les autres accidents secondaires.

La bronchite chronique de la période tertiaire présenterait deux formes chroniques : 1° une forme évoluant par intermittences et s'accompagnant de crise d'asthme nocturne ! — N'est-ce pas là de la bronchite asthmatique chez un syphilitique ? Il n'y a pas à oublier, en effet, que la syphilis, maladie acquise, n'a pas de physiologisme par elle-même et qu'elle ne peut emprunter ses éléments, spasme, sécrétion active, comme sa forme qu'au substratum d'un terrain primitif.

La deuxième forme cadrerait mieux, paraît-il, avec la symptomatologie de la bronchite chronique banale, mais avec trois signes particuliers à la syphilis : 1° une douleur pectorale, gêne, sensation de constriction ; 2° une dyspnée qui s'exagère dans tout effort et s'accompagne surtout d'un sifflement inspiratoire ; 3° une expectoration purulente, nummulaire, striée de sang. — Et pendant ce temps, la sténose trachéale ou bronchique s'accuse et s'accentue...

Nous ne voyons guère dans cette forme qu'une bronchite *mixte* à laquelle la sténose en marche ajoute des phénomènes à elle... L'adénopathie bronchique s'y joint.

Quant au trépomène, sa présence n'a pu être décelée dans les crachats !

Il peut, certes, y avoir des hybrides de syphilis et de tuberculose, notamment pour le larynx, mais est-ce bien en tant que syphilis que celle-ci imprime au tubercule une tendance sclérogène ? Du moment que la syphilis n'a pas par elle-même cette tendance, il faut bien que pour la circonstance elle lui soit donnée par une causalité antérieure à la prise de possession de la syphilis et qui la double !

3° Bronchite chronique et mycoses.

Outre les nombreux microbes que la bronché plus ou moins affectée peut recéler et qui peuvent avoir une action sur sa pathogénie, le prof⁏ Roger, Borie et Flurin ont signalé un champignon particulier, l'*oospora* (1). La preuve de son rôle pathogène, c'est qu'il agirait dans le phénomène de séro-réaction comme un antigène développant une sensibilisatrice spécifique. Ce malgré, « en l'absence de constatations nécroscopiques, il est difficile d'affirmer absolument le rôle pathogène des *oospora* (2). » Il y a lieu de féliciter nos auteurs de leur réserve.

Au surplus, étant données les oosporoses qu'on observe partout, dans les bronchites, aiguë, chronique, avec dilatation, les cavernes, n'est-il pas opportun de faire ressortir les conditions de cachexie dans lesquelles elles peuvent se montrer ?

La bronchite sporotrichosique paraît expérimentalement démontrée.

Donne-t-elle lieu à une évolution particulière ? Nullement, Elle reste donc expérimentale.

De même, on constate exceptionnellement la bronchite par mucorinées (3) (rhizomucor parasiticus et endomyces al-

---

(1) Bâtonnets fins, plus ou moins disposés bout à bout et nettement ramifiés par places. Comptes-rendus de la Soc. Biologie, 6 mai 1911.

(2) *Loc. cil.*, p. 50.

(3) Oomycètes, genre moisissure.

bicans, celui-ci siégeant plutôt dans le larynx des nourrissons).

Plus intéressantes sont : 1° l'aspergillose. La toux par quintes, c'est-à-dire pseudo-asthmatique qu'elle développe, lui appartient-elle ou au terrain ?

La forme membraneuse est-elle son fait fatal ou occasionnel ?

2° L'actinomycose provoquerait des formes broncho et pleuro-pulmonaires !

Voici, enfin, le terrain organique. — L'idée préconçue en fait un terrain de défense bronchique !

Suit le *rôle premier du nez dans l'acte de la respiration dont il est la voie normale, la bouche étant la voie complémentaire. De plus, il arrête les microbes, les détruit même par son mucus bactéricide ! — Se défend encore par ses réflexes d'éternuement et de contraction spasmodique des bronches.*

La bouche a la salive qui, en outre de *son action mécanique d'expulsion*, possède une *action destructive microboïde par des substances chimiques particulières ;* elle a, en outre, *des propriétés chimiotaxiques positives, grâce auxquelles les leucocytes affluent pour leur rôle de phagocytose. Le même rôle est dévolu aux productions lymphatiques de l'isthme pharyngobuccal et des choanes.*

Dans les grosses et petites bronches, nous avons le jeu des *cils vibratils...* nous avons encore la *phagocytose* du plan *épithélial* et *sous-épithélial* ; et, complétant le tout, *l'irritabilité réflexe.*

Sur ce terrain, ainsi compris, se font les localisations infectieuses, telles celles de la rougeole sur le rhino-pharynx et les bronches. « Le tissu adénoïde, chroniquement infecté, il s'y développe des germes virulents qui déversant dans l'organisme leurs toxines, y arrivent à créer une véritable diathèse. » ... « C'est ainsi, avancent nos modernes (1), que l'on doit comprendre la pathogénie des accidents complexes qui constituent la scrofule : toute toxi-infection, surtout la tuberculose, ayant pour sièges le rhino-pharynx et la partie inférieure des bronches, tous organes de moindre résis-

---

(1) *Loc. cit.*, p. 56-57.

tance. » Quand on informe sur un problème vivant, on n'en appelle au sens restreint du terrain qu'après avoir interrogé le sens général..., l'unité organique y oblige !

Mais même sur ce terrain restreint, pourquoi la défense locale s'établit-elle si bien chez les uns, les non scrofuleux, si mal chez les autres, les scrofuleux. N'y aurait-il pas là un retentissement du général dans le particulier, différents dans l'un et l'autre cas, et une solidarité de l'un avec l'autre ? Pourquoi dès lors laisser dans l'oubli la défense générale ? Quoi ! un maintien élevé des forces, un appétit égal même sur des influences dépressives, une circulation libre, de 64 à 78 pulsations à l'état statique et dynamique, une respiration ample, facile dans la marche ascensionnelle, des réactions égales et régulières, etc., ce substratum fonctionnel n'est pas aussi évident, aussi impressionnant que n'importe quel fait chimique, physique et physiologique local ! aussi expressif d'un ensemble de qualités ou de forces qui ont à recevoir un nom général aussi bien que générique !

Mais ces qualités qui nous sont livrées par l'hérédité restent *immanentes* et *permanentes* chez nous, imprimées dans la plus petite cellule comme dans le moindre tissu, elles établissent notre individualité, sont toujours en action, dès lors constitutionnelles de nom comme d'actes et tous faits physique, chimique, mécanique, comme physiologique dérivent d'elles et rentrent en elles. La phagocytose, nouvelle fonction, n'est-elle pas, suivant sa marque de plus ou de moins, c'est-à-dire sa relation avec ces qualités supérieures ou inférieures de l'organisme, tantôt active dans tous ses actes et dominante, tantôt passive, c'est-à-dire irrégulière, incomplète et impuissante, etc. ?

Dès lors, avouer que les travaux modernes ont ruiné ou affaibli l'idée d'*état constitutionnel* (1), c'est comme si l'on affirmait que l'idée de *cause* n'existant que dans l'esprit, les travaux modernes l'auraient transportée ailleurs, sans dire où et marqué que les *faits de jugement* sont d'essence expérimentale et non des faits de rapports et de généralisation.

Au surplus, la vérité des principes est faite de leur néces-

---

(1) *Loc. cit.*, p. 59-93.

sité et celle des *états constitutionnels* va s'imposer par la suite.

Poursuivons donc dans l'ordre de notre auteur. Nous sommes : III° dans les bronchites chroniques et les affections des grands systèmes organiques.

Nous rencontrons en premier lieu : 1° la bronchite chronique et l'emphysème.

Il n'est guère possible de séparer de la bronchite chronique l'emphysème et l'asthme et réciproquement, tant est commune leur union.

À ceux qui ne verraient ou seraient tentés de voir et d'admettre l'origine mécanique de l'emphysème consécutif à l'inflammation des bronches, aux efforts de toux, à la viscosité des sécrétions emprisonnant l'air, etc., nous opposerons l'observation plus ordinaire de l'emphysème primitif chez les jeunes gens et les enfants. Nous ne sommes guère plus avancés quand voulant connaître de sa nature, nous le percevons comme un trouble dystrophique du parenchyme pulmonaire ! Nous ne retrouvons pas en lui en l'absence de péri-artérite et d'endo-péri-artérite, des caractères de sclérose. Si par son *rétrécissement vasculaire, il gêne la circulation des bronches,* il est moins vrai pratiquement que cette gêne favorise l'infection locale, mais il est d'observation, d'une part, que l'emphysème constitue une prédisposition à la bronchite, d'autre part, que ce catarrhe par la viscosité de ses sécrétions prend, en partie, des caractères de *force* et d'*activité,* disons le mot, des caractères d'*arthritisme.* Il est également d'observation que l'emphysème est généralement terrain d'asthme dans l'un ou l'autre de ses degrés, notamment dans les degrés moyens et extrêmes. Mais pour juger de la valeur de ce substratum anatomique de l'asthme, il y a à ajouter que : 1° tantôt l'emphysème concorde avec une respiration aisée ; 2° tantôt il provoque l'accès d'asthme, mais l'accès d'asthme passé, la respiration redevient quasi normale ; 3° en troisième lieu, l'emphysème s'observe avec une oppression continue composée d'accès d'oppression ou d'asthme. En sorte que, pour juger de l'emphysème comme de l'asthme, c'est à son substratum *physiologique* qu'il faudra en appeler et que phénomène ou *fonction de force* dans le cas d'accès d'asthme ou d'accès d'oppression *intermittent* et *rémittent*, il peut dans l'oppression continue traversée d'accès d'*asthme* traduire la faiblesse. C'est dans ces conditions qu'il y aura à juger l'emphysème général et local dans l'évolution de la phtisie, tantôt fait d'atténuation ou d'arrêt de la tuberculose locale, tantôt fait d'équivalence dans l'oppression continue, c'est-à-dire versant dans le sens de l'évolution de la tuberculose.

L'asthme, au surplus, est tellement compris dans sa *lésion fonctionnelle*, qu'il peut aussi bien se montrer sur un substratum *anatomique normal* du poumon que sur l'emphysème et que son jugement s'achève sur des rapports avec des manifestations similaires comme les migraine, névralgie, crampes d'estomac, coliques, lichen, gravelle, éruptions prurigineuses, etc.. toutes manifestations d'ordre arthritique.

Dans ces conditions premières d'ordre général et tout en y rendant justice aux travaux et découvertes modernes, nous ne voyons pas en quoi et comment les cristaux de *Charcot-Leyden* et la *production de cellules éosinophiles dans les crachats perlés et même le sang*, traduiraient l'asthme même comme épiphénomène, à plus forte raison, en accuseraient la *théorie toxique.* Ce crachat muqueux, visqueux, perlé, qui termine parfois la crise, peut-on dire qu'il soit bien pathognomonique de l'asthme du moment qu'il manque aussi souvent qu'il se présente, avant d'avoir fait état du caractère de sécrétion quelque minime qu'elle soit ? Nous retrouverons, au surplus, tous ces éléments de l'asthme.

Sans en revenir à la bronchite compliquant l'emphysème, elle est remarquable par sa chronicité, disons sa longue durée, la viscosité de ses sécrétions, l'absence du bacille spécifique. Est-ce à dire que dans des formes mixtes à sécrétion mi-visqueuse, mi-purulente, le bacille de Koch ne puisse exister sur une évolution générale aboutissant à la déchéance fonctionnelle sur des lésions communes, comme la dilatation bronchique ? Des faits positifs témoignent de la chose.

2° Bronchites chroniques et affections cardiaques.

Quelle modalité imprime à la bronchite la lésion de l'orifice mitral ? Des râles sous-crépitants fixes des bases ? Ce n'est pas assez dire. Ce sont des râles sous-crépitants fixes que nous regardons comme des râles d'œdème dont ils ont le caractère et que nous avons toujours vus disparaître dans les cas qui se sont présentés à nous par la douche à transition légère. — Cas de congestion passive des bronches et du poumon, dit-on ! Effectivement, nous les regardons comme tels et l'expuition qui les accompagne est une expuition séreuse. On note les signes de rétrécissement ou d'insuffisance, bruit de souffle à la pointe, souvent une accentuation du second bruit à gauche du sternum traduisant l'hypertension pulmonaire.

Qu'une dyspnée continue entre-coupée d'accès paroxystiques sur un effort s'y adjoigne ! C'est possible, car c'est dans l'ordre, tous les cas étant individuels, ce qui n'empêche que le fait est parfois plus simple, borné à quelques irrégularités et inégalités cardiaques avec œdème léger des chevilles et des bases pulmonaires que la médication externe par la douche corrige et défait, régularisant le pouls et faisant disparaître l'œdème.

Cet état s'accentue dans la bronchite *aortique* avec phénomènes angineux plus marqués, accentuation du second bruit à droite, augmentation de la tension artérielle. — La stase vasculaire mécanique sert de provocation à la bronchite : plus souvent elle reste congestion passive.

3° Bronchites chroniques et affections rénales.

Certes, il peut y avoir de tout dans la bronchite albuminurique ! Du catarrhe simple comme on en voit à la suite ou coïncidant avec la scarlatine, avec des sécrétions mixtes, mi-visqueuses, mi-purulentes, des râles plutôt localisés, humides.

S'il y a de la néphrite parenchymateuse, les localisations peuvent occuper un des sommets et l'expectoration devenir sanguinolente ; en d'autres termes, des poussées congestives s'interposent. Si c'est de la sclérose rénale, c'est la bronchite des cardiaques (Marfan) qui se montre avec complication d'emphysème, ce qui est bien un rapport de nature, et alors un mélange d'œdème et de poussées congestives actives : c'est une expectoration séro-albumineuse et hydromuqueuse. (Bezançon, de Jong).

4° Bronchites chroniques et affections intestinales.

Les relations qui se montrent entre les maladies gastro-intestinales et les bronches ne seraient-elles pas les mêmes que celles entre la peau et les bronches, comme à la suite des brûlures d'une surface cutanée, que celles entre les angio-cholites et les bronchites chroniques ? (Gilbert et Lereboullet).

Le colibacille se retrouve dans les gastro-entérites, aussi dans les poussières des salles où ont séjourné des enfants diarrhéiques, et dans l'exsudat des bronchites.

Nul doute que son action domine dans la production de la bronchite aiguë avec les conditions qui font sa virulence et qui persistent, atténuées dans le mode chronique ! Mieux établie est l'*auto-intoxication*, chez les adultes, sur le nombre de *toxines* de la ptose intestinale microbienne, dans l'état, notamment, de dilatation stomacale ! Elle n'est pas longue à affaiblir l'état fonctionnel organique et, par lui, à diminuer la résistance des bronches ! Où l'intérêt se pose plus réellement. c'est dans les faits de dilatation d'estomac et de bronchites sibilantes à répétition, rapportées par Bouchard et Legendre, et dans les complications secondaires de sclérose hépatique rénale consécutive.

5° Bronchite diabétique.

La bronchite diabétique est bien, certes, une bronchite chronique. — Qu'elle soit plus spécialement en rapport avec la glycosurie, le fait n'est point douteux ! Que les milieux sucrés soient particulièrement favorables à la pullulation microbienne, c'est non moins certain. — Qu'ils soient une raison suffisante du maintien de la chronicité ! tous ces faits sont acquis, étant d'observation.

Nous voici arrivés IV° : aux Bronchites constitutionnelles par *arthritisme* et *lymphatisme*.

Une alimentation *abondante* ou *défectueuse*, jointe à une activité corporelle insuffisante, dans l'âge de la maturité, principalement où le développement de l'organisme est achevé, il n'en faut pas davantage, même en dehors de la dissolution héréditaire, et voilà de l'*arthritisme acquis*.

De fait, un abus de viande, de boisson, l'ingestion d'une moule, etc., ne produisent-ils pas d'eux-mêmes un accès

d'asthme, un urticaire généralisé, une crise de vomissements ? Qu'invoquer autre qu'une auto-intoxication individuelle ? Individuelle, dirons-nous, et le fait indique déjà une
disposition, que nous nierons d'autant moins, qu'il est encore d'observation, qu'un simple lavement des mains après
le repas, amène chez certaines jeunes personnes, une crise
de vomissements, sans qu'il y ait lieu ici d'invoquer une
auto-intoxication quelconque.—Disons donc, pour rester dans
la vérité des faits, que certains organismes sont par eux-
mêmes de véritables réactifs, obéissant non seulement à une
disposition, mais à des nuances de disposition.

Il s'ensuivrait de ces mêmes faits, qu'en place d'une hygiène stimulante qui fait l'arthritisme, une hygiène calmante
l'abolirait.

De même et par similitude, le *lymphatisme* ou la *scrofule*
qu'on ne peut comprendre que comme l'opposé de l'*arthritisme*, disparaîtrait à son tour par une hygiène stimulante.

Donc, ni *arthritisme*, ni *scrofule*, nulle causalité pour
gouverner les fonctions !

Pour remettre les choses au point, rappelons les lois de la
sélection animale, les mêmes chez l'homme, auxquelles se
soumettent conditions intérieures et extérieures.

Au surplus, quels sont ces poisons arthritiques ? En outre
de leur action sur les bronches, ces substances toxiques in-
nommées provoqueraient aussi des lésions artérielles, des
scléroses cardiaques et rénales, comme des troubles diges-
tifs (1).

Citer ces rapports est indiquer leur liaison de nature. De
même, pour l'alternance ou la coexistence des bronchites
avec les dermatoses.

2° La bronchite chronique des rhumatisants ne présenterait aucun caractère clinique spécial (2).

Pardon ! La dite bronchite accuse les caractères représen-
tatifs des qualités locales et générales des tissus et organes !
Ici, une tendance aux sibilances, des sécrétions plus vis-

---

(1) *Loc. cit.*, p. 88.
(2) *Loc. cit.*, p. 84-89.

queuses que purulentes, un physiologisme élevé des fonctions. des réactions générales régulières et équilibrées.

2° Faut-il faire de la bronchite des goutteux une bronchite arthritique à part ? Nous ne le croyons pas. C'est une question de degré en plus ou en moins, qui comprend, sous le vocable de bronchite arthritique, la bronchite des rhumatisants et des goutteux.

3° Le catarrhe sec de Laennec y rentre avec ses quintes, ses petits crachats visqueux, comme amidonnés, ses râles sous-crépitants plus secs qu'humides et dont la fixité étonne.

Le catarrhe avec emphysème en est une autre forme. On peut y rencontrer l'attaque d'asthme et la crise asthmatique ne lui imprime-t-elle pas déjà un cachet de nature ?

En dehors de l'asthme, ne savons-nous pas que l'emphysème maintient la bronchite en lui conservant la viscosité des sécrétions, des toux quinteuses et opiniâtres !

Quant au rapport de cette bronchite avec l'angine granuleuse, — nous aimerions mieux dire avec les formes d'angine rhumatismale, — ce rapport existe. Encore faudrait-il bien définir l'angine granuleuse et ne pas la confondre avec l'angine glanduleuse ou folliculeuse, ce qu'on fait en partie, quand on parle de *muqueuse inégale et tomenteuse, d'un rouge sombre, violacée, parsemée de vésicules dilatées, surmontées de saillies miliaires grisâtres ou blanchâtres...*

Même conception du *lymphatisme* et de la *lympho-scrofule* que de l'*arthritisme !* C'est une toxi-infection chronique modifiant peu à peu les humeurs et les tissus, arrivant à créer une constitution spéciale dont l'origine est exogène (1). — C'est d'emblée un état morbide ! il n'y a pas de physiologisme de lymphatisme. Le siège d'infection est le rhino-pharynx.

La bronchite survient alors par voie infectieuse et consécutivement (2) à une grippe, à une coqueluche, à une fièvre éruptive, avec toutes les complications y attenant, hypertro-

---

(1) *Loc. cit.*, p. 90

(2) On peut concevoir un tissu lymphoïde rhino-pharyngien normal ! sans qu'il y ait là plus que dans des conditions anatomiques opposées, raison pathogène de microbes, c'est condition de tissu de par ses qualités inférieures ou de *faiblesse.*

phie amygdalienne, végétations adénoïdiennes, gonflement et abcès ganglionnaire. déformations thoraciques rachitiques. — Les enfants offrant un champ de résistance moindre, c'est chez eux que cette bronchite a été particulièrement étudiée.

Encore est-il que la période aiguë étant passée, la virulence microbienne atténuée, la part de résistance offerte par le terrain s'accroit. Chez l'adulte qui se trouve être notre champ d'observation, le rôle du microbe se montre moins encore et l'évolution se fait avec et sur le terrain. La symptomatologie reflète la passivité : la toux, si elle est répétée, est simple, l'expectoration muco-purulente, les râles humides naissent ici, disparaissent là, de par l'atonie des actes locaux réveillée par la médication — ainsi que nous allons le voir — et comme complication, une dilatation bronchique se montre, ici et là, vers le sommet, la partie médiane du poumon. Tout dépend du degré de nature de la bronchite, bronchite *lymphatique* ou bronchite *scrofuleuse*, celle-ci versant dans la tuberculose. C'est le moment d'apparition du bacille spécifique sur un simple catarrhe, c'est-à-dire une expectoration muqueuse copieuse, en dehors de tout râle. Mais la *réaction séro-albumineuse* des crachats apparaît, parfois même en dehors du bacille. Il importe, dans ces circonstances, de remonter du côté des ascendants, chez lesquels on saisira ou des morts jeunes, des anémies aiguës... ou des accidents de tuberculose, bref, des lésions de faiblesse fonctionnelle ou organique.

Le physiologisme particulier relevant du physiologisme général, une médication naturelle et générale conviendra à l'un et à l'autre, disons mieux, à l'un par l'autre, et comme ce physiologisme se traduit par un ensemble de qualités en plus ou en moins, il s'en suit qu'une médication générale naturelle s'impose comme devant relever au summum les qualités fonctionnelles des organes et des tissus.

Il se trouve que la médication par les Eaux sulfureuses est la mieux adaptée à ce redressement fonctionnel, l'élément sulfureux agissant particulièrement sur la glande et les surfaces muqueuses.

Le diagnostic de nature de la bronchite s'établissant, dès

lors, est intimement suivi du pronostic confirmés tous deux par l'amélioration ou la guérison de la maladie. — L'idée de causalité constitutionnelle ressort de ce double fait..

Interrogeons plus particulièrement les événements, observations en mains :

1° Voici une série de cas qui, représentant le *physiologisme de force* dans des conditions modérées, s'inscrivent d'eux-mêmes dans l'ordre de l'*arthritisme :* les fonctions sont égales, régulières, les sensibilités et réactions moyennes...

Il reste d'une bronchite acquise des toux modérées plus sèches qu'humides, peu d'expectoration plus visqueuse que jaune, une sensibilité locale traduite en picotements, chatouillements laryngo-bronchiques provocateurs d'accès de toux, un reste de râles sous-crépitants à l'une des bases.

Il y a un tel rapport, une telle affinité entre ces éléments et l'application du traitement interne et externe, que signes et phénomènes disparaissent dans un temps limité, à peu près d'emblée, presque sans soulèvement. L'action curative s'est faite plutôt à froid, sur le mode substitutif.

Parfois, des râles sous-crépitants dans un point des bases, le long de la ligne de l'aisselle, ont, avons-nous dit, un caractère de sécheresse. Remarquables par leur fixité, ils résistent à l'action topique locale comme à la répercussion du traitement général.

Ne croyez pas que toute action se borne aux bronches, le physiologisme général en dispose autrement. Toutes les fonctions ont leur degré de tonalité. Cette tonalité se régularise en s'augmentant et telle modalité se défait dans un sens opposé, nous verrons plus loin comment et pourquoi !

Ainsi, au hasard de nos notes, nous trouvons des descentes de pouls de 90 et 80 pulsations à 72 et 68 p., des hypotensions prennent la place de tensions ; autre part, le sommeil disparu se rétablit, des retours d'appétit surviennent, bien plus, des troubles dyspeptiques, comme des lourdeurs d'estomac sont réveillés, etc. En somme, le *physiologisme de force* ou d'*arthritisme* se soulève en ses manifestations multiples, de façon à laisser le catarrhe visqueux au second plan. Et communément, sa guérison se poursuit avec tous les phénomènes corrélatifs soulevés.

2° Les sensibilités s'accentuent... — Les grattements laryngo-bronchique s'accompagnent de spasme laryngien ! d'où des accès de toux stridente, le matin, au réveil, après les repas, sur une marche légèrement ascensionnelle, toux finissant sur une expuition modérée de mucosités filantes homogènes.

Même sensibilité réveillée — par ailleurs. — Chaleurs pharingiennes par le gargarisme, sécheresse, serrement ; — impressions asthmatiques, compression, barre, gêne thoraciques...

L'examen de la poitrine laisse constater une respiration anormale par places, et par places ou lobe emphysémateuse.

Un degré de sensibilité en plus et la modalité asthmatique est acquise dans des allures encore modérées. Sur un poumon à respiration ou tendance obscure, à certains moments de la soirée, quelques sibilances surviennent, elles se renouvellent au moment du sommeil, sur le premier réveil. Comme catarrhe, quelques crachats visqueux, en boule, le matin, par la médication thermale augmentant et se nuançant de jaune, ou des crachats tour à tour aqueux, visqueux et jaunes.

La fonction pulmonaire reste bonne, la marche ascensionnelle en laquelle elle se résume se maintient aisée, facile et les autres fonctions parallèlement : chaleur pharyngienne, éternuements, voire catarrhe aqueux nasal, provoqués par le bain ; puis lourdeur stomacale, flatulences, poussée d'urticaire, douleurs myalgiques, rhumatisme plantaire, ténesme vésical..., viennent, s'en vont, se succèdent. — C'est un consensus de nature, d'espèce, où se jugent les phénomènes les uns par les autres.

3° Ces phénomènes ne sont pas autres, à l'intensité et à la multiplicité près, dans les cas extrêmes. Ici, en effet, c'est le degré le plus élevé d'hyperesthésie donnant lieu à l'attaque d'asthme, vive, complète, répétée.

Rappelons que son substratum anatomique paraît être l'emphysème, que l'accès en lui-même en paraît indépendant, du moment que l'accès terminé, l'oppression cesse ou diminue considérablement !

Cet accès, si facilement provoqué par la moindre occasion

extérieure ou intérieure telle qu'un régime quelque peu excessif — ce qui l'a fait considérer comme une auto-intoxication — cet accès, disons-nous, ne reçoit-il pas en retour et un traitement curatif et préventif de tout ce qui peut agir comme palliatif sur cette sensibilité ? qui ne sait qu'un accès d'asthme provoqué par une altitude à 930 m., se calme à 960 m. et ne récidive plus à 1.800 m., pour faire place à un bien-être complet.

L'asthme se juge donc comme une lésion *fonctionnelle de force*, dont les éléments sont l'hyperesthésie et le spasme. Son *substratum physiologique* apparaît premier sur le substratum anatomique représenté aussi bien par la vésicule pulmonaire normale que par la vésicule dilatée.

Que dans ces conditions. le catarrhe soit son occasion, sa provocation, c'est sans conteste. Mais quel est ce catarrhe ? Est-ce celui qui termine l'accès, réduit à deux ou trois boules muqueuses, pelotonnées, à consistance d'empois ?

Mais à mesure que le traitement thermal se poursuit, ces crachats augmentent, se strient de jaune, représentent un catarrhe en évolution, quelque léger qu'il soit.

Par ailleurs, c'est un catarrhe à sécrétion jaune homogène, qui s'accroit par le traitement général, plus lié à l'emphysème et pour lequel le bain réussit parfois mieux que la douche, du moment qu'il s'agit d'*exciter le catarrhe sans provoquer l'asthme*. Mais cette expectoration est en rapport avec l'étendue de l'emphysème, particulièrement des bases, et il faut des années pour en achever la modification.

Telles sont les modalités du catarrhe arthritique dont nous allons retrouver linéaments et nuances dans des formes mixtes ou de métissage lymphatique. Dans le *catarrhe lymphatique*, la passivité domine. Son premier témoignage en est dans la *latence* du catarrhe. Sur l'*atonie* de la glande bronchique, il faut des répercussions intenses telles qu'on ne les obtient que dans l'exercice continu de la douche à transition pour rappeler le catarrhe.

Aussi, n'est-ce qu'à la fin du traitement thermal, et même à plus longue échéance, après un retour de plusieurs jours, à domicile, que les sécrétions surviennent vives et copieuses. — Il importe que le patient soit averti au début ou dans le cours du traitement, non seulement pour lui éviter une surprise, mais pour qu'il ne s'égare pas en des doutes dont le moindre est de vous imputer non seulement le réveil d'un mal que vous n'aviez pas prévu, mais le mal lui-même.

Le catarrhe a paru. — De par l'atonie qui préside à ses actes, il se borne à une expectoration purulente aqueuse, sans râles et presque sans toux, sans retentissement sur le larynx.

Mais à mesure que se conçoit l'action excitante du traitement thermal, les foyers de bronchites surgissent en divers points, avec râles humides.

Des sibilances et des sonorités s'y ajoutent plus difficilement... Les sécrétions sont abondantes, d'un jaune vert..., les toux modérées.

Corrélativement, les respirations bronchiques s'accentuent, indicatrices de dilatations partielles.

Il y a oppression, non seulement dans la marche ascensionnelle, mais dans la marche horizontale, dans l'exercice de la parole... Les fonctions générales se montrent irrégulières : fatigues matutinale et vespérale ; absence ou intermittence d'appétit ; palpitations cardiaques..., etc.

Le parallélisme ne s'établit cependant pas toujours entre l'état général et l'état local, le premier montrant alors des ressources que paraît contredire l'état local. — C'était le cas d'un officier espagnol, venu à Cauterets, pour soigner un catarrhe datant de la guerre de Cuba. En plus d'une expectoration copieuse où cependant la viscosité dominait, il se présentait dans les fosses sous-épineuses, notamment à gauche, des dilatations d'autant plus douteuses qu'elles se doublaient de frottements pleurétiques, avec des râles humides généralisés et quelques sibilances. Mais peu d'oppression ; un appétit plutôt égal ; 78 à 84 pulsations...

Aussi, le catarrhe s'améliora-t-il considérablement.

Quelque prolongés que soient ces catarrhes, ils peuvent donc guérir, mais d'une guérison plus apparente que réelle. Il reste des respirations bronchiques, une tendance aux râles humides... et fonctionnellement, de la voix couverte, des moments de fatigue... ; au résumé, une imminence morbide continuelle.

Telles sont, à grands traits, les apparences que représentent les deux *espèces* bronchitiques. Elles prennent à notre individualité les caractères du physiologisme qui domine. Ce qui fait que ces deux espèces étant données, de par les lois de l'hybridité, ce sont des formes mixtes que nous avons à observer.

Voici, par exemple, un patient de cinquante-six ans. C'est un emphysémateux. Parfois un accès d'asthme modéré survient, mais son oppression est plutôt continue. La toux est simple, non quinteuse et l'expectoration jaune verdâtre. Fatigué à l'ordinaire, son pouls mesure 90 pulsations.

Le traitement thermal provoque quelques sibilances, sans réveiller l'asthme. L'expectoration s'amoindrit... Le pouls tombe à 78 pulsations et les fonctions digestives se maintiennent.

Que l'asthme enté ici sur une oppression continue abandonne ou transforme sa modalité en modalité de faiblesse, et vous aurez à observer, dans les cas extrêmes, un accès d'oppression sans sibilances, sans réaction, faite *d'une soif d'air non satisfaite* et se terminant par une syncope finale. C'est c'est accès, qui n'a de l'asthme que l'apparence, qui se trouve être *fonction*, lésion fonctionnelle, voulons-nous dire, de tuberculose et sur le compte duquel beaucoup de nos contemporains ont pu prendre le change.

Dans ce conflit physiologico-morbide de deux éléments opposés, il semblerait que tout est à l'avantage de l'élément arthritique qui se présente comme raison curative supérieure.

Un arthritisme intense sans doute exagère la sensibilité, multiplie les actes généraux et locaux, provoquant la toux, les râles de spasme, c'est-à-dire les sibilances, soulevant des céphalalgies, faisant naître des éruptions cutanées, comme érythème, urticaire, etc., en somme, du rhumatisme sous toutes ses formes extérieure ou viscérale, en sorte que les complications sont souvent autant à soigner que la maladie bronchique...

Un arthritisme modéré facilite l'action substitutive locale, uniformise les actions générales d'excitation... Aidé par un lymphatisme de même nuance, il égalise les actions irritative et palliative de façon à provoquer des *états d'aise* du côté du pharynx et du larynx, à faire cesser à froid les toux de sensibilité, à arrêter presque d'emblée les sécrétions catarrhales... Du côté des fonctions générales, n'est-ce pas l'intervention du lymphatisme constitutionnel qui permet l'acquit de l'hypotension vasculaire alors que l'arthritisme fort en maintient la tension..., et la disparition des lourdeurs stomacales quant à la fonction digestive, l'atténuation de certains prurits même par le traitement sulfureux qui les excite à l'ordinaire, quant aux fonctions cutanées, etc.

Au résumé, le lymphatisme intervenant atténue et harmonise par son action palliative les actions irritative et trop fortement excitante favorisées par l'arthritisme.

Nous nous trouvons donc disposés par les événements à édifier la classification des bronchites dans les conditions ordonnées ci-jointes, y faisant rentrer tout ce que les travaux récents nous offrent d'acquis.

A la base de la classification se place de lui-même le *physiologisme de force pour l'arthritisme, le physiologisme de faiblesse pour le lymphatisme.*

Du physiologisme de force dérive l'asthme comme *lésion fonctionnelle* et comme bronchites, la bronchite sèche, la bronchite emphysémateuse et toute bronchite symptomatique des *processus scléreux*, cardiaques, rénaux. pulmonaires.

Les bronchites aiguës conçues dans ce type se devinent, ce sont les bronchites *à frigore*, bronchites *sèches, congestives*, soulevant des éléments d'*hyperesthésie*, de *spasme*, à allure vive, réglée et se terminant par résolution. Le soulèvement symptomatique général est de même ordre : céphalalgie, phénomènes dyspeptiques, affections cutanées prurigineuses, etc... Les complications de même nature.

La bronchite *lymphatique* se trouve issue du physiologisme de *faiblesse.* — Dans son espèce, nous ferons rentrer la bronchite *commune.* à bacilles pyogènes, toujours en imminence *infectieuse*, la bronchite *fétide*, la bronchite *gangréneuse...*, les bronchites symptomatiques de *dilatation cardiaque*, de *néphrite parenchymateuse*, de *tuberculose.*

La *bronchite spécifique des modernes* rentre par son *terrain* dans notre bronchite *lymphatique*, beaucoup plus que par sa *graine*.

La *graine* plus particulière représentée par le *bacille de Koch*, le trépomène, serait la vraie base de la bronchite plus nettement spécifique. c'est-à-dire *tuberculeuse* et *syphilitique* (1) sans que cette graine puisse se séparer de son terrain.

Et la bronchite par *mucorinées* : *sporotrichose, aspergillose, actinomycose...*

Que seront les bronchites aiguës correspondantes à la bronchite *lymphatique* ?

Fonctionnellement, de par l'état général, elles deviennent bronchite *adynamique* ; de par l'affaiblissement de l'état local, bronchite aiguë généralisée, bronchite *capillaire* ; organiquement, bronchite *infectieuse* de par la virulence acquise d'une série microbienne que nous rencontrons dans la bronchite chronique à l'état *saprophyte* ou de *virulence atténuée.*

Et les complications ! Dyspnée de faiblesse, adynamie fonctionnelle d'une part ; d'autre part, dilatation bronchique, adénoïdites, catarrhe naso-pharyngien, et comme complication spécifique, la diphthérie.

Et les mêmes bronchites deviendront symptomatiques de *dilatation cardiaque*, de *néphrite parenchymateuse*, de *tuberculose*, voire de *maladies gastro-intestinales* !

Mais les types fixes à existence déterminée livrent le plus souvent la place aux *types mixtes* de par notre hybridité physiologique héréditaire, *types mixtes* qui sont, au demeurant, la *règle.* Dans cet ordre se placent les bronchites *catarrhale, pseudo-membraneuse, muco-membraneuse*, plus ou moins indéterminées ; la *bronchite diabétique* et les bronchites symptomatiques de *tuberculose*, de *syphilis*, de *maladies cardiaques*, de *néphrite mixte.*

La classification que nous exposons, tirée de l'observation, est une classification naturelle exprimant la liaison des modalités bronchitiques, autrement dit, de leurs espèces avec leur causalité intrinsèque, toujours fixée à ces modalités.

---

(1) Etant donné encore que la bronchite précoce soit tributaire du traitement *mercuriel*, car les syphilitiques peuvent être bronchitiques, d'une bronchite commune, prise alors exclusivement au terrain.

Toute autre classification prise à des *causes secondes* et *transitoires*, non seulement ne réalise pas les rapports du *terrain* et de la *graine*, mais en tenant le *terrain* pour une *cause acquise*, dès lors *seconde*, elle laisse les modalités de la bronchite *sans substratum vital*. La bronchite qui n'a plus d'existence par elle-même, reste soumise aux *lésions* des *organes* d'une part, aux *causes microbiennes* et aux *intoxications* d'autre part. Basée sur des apparences, non sur des réalités, c'est-à-dire ne participant plus des qualités vitales générales, elle ne réalise plus qu'une simple nomenclature sans ordre déterminé.

Ainsi :

Entre la bronchite commune et la bronchite spécifique, il y a une différence de mots. Y a-t-il une différence de faits ? Mais elles passent de l'une à l'autre. Elles se pénétrent donc, La division moderne fait-elle sentir cette pénétration ? Non, puisqu'elle établit une différenciation, sans en marquer les limites et transitions.

De même, voici une bronchite ou catarrhe chronique avec bacilles de Koch et bacilles pyogènes ou non, sans lésion organique. Au point de vue du bacille, c'est une bronchite spécifique. — C'est-il une bronchite tuberculeuse ? Nos opposants n'en sont pas sûrs. « Il est logique de se demander, écrivent-ils (1), si cette bronchite est réellement de nature tuberculeuse ou due à une infection secondaire... ». Et plus loin : « C'est la bacillo-tuberculose non folliculaire établie par les travaux de Hanot, Landouzy, Gougerot, et c'est dans ce cadre que se rangera *peut-être* un jour la bronchite en apparence *banale* des tuberculeux. » (2).

Et après examen, l'école conclue : « Ni la clinique, ni l'histo-chimie ne permettent pas d'affirmer l'action pathogénique du bacille de Koch ». Ce n'est donc pas une bronchite spécifique ! Mais c'est dire et affirmer implicitement que le terrain de cette bronchite est antérieur à la graine.

Et de la bronchite syphilitique ! — Que la syphilis, mala-

---

(1) *Loc. cit* , p. 37.
(2) *Loc. cit.*, p. 39.

die acquise, soit une maladie spécifique de par son microbe, nul n'y peut contredire.

Y a-t-il une bronchite syphilitique spécifique? Oui, répondent nos modernistes.

Il est une forme de bronchite précoce évoluant avec et en même temps que les accidents secondaires. Le traitement mercuriel a sur le premier type la même influence que sur les accidents secondaires... Cependant, on n'a pu déceler encore le trépomène dans les crachats !

Acceptons que le traitement mercuriel ait été curatif de la bronchite comme des accidents secondaires, sans nous demander si sa résolution n'est pas accomplie par d'autres voie et moyen. — Le titre de bronchite *spécifique* est bien acquis.

Mais voici la bronchite chez un syphilitique dans d'autres conditions... Le traitement mercuriel a fait disparaître depuis longtemps tout accident secondaire... Une bronchite survient qui guérit par la médication thermale, tantôt dans les conditions d'une bronchite *artrhitique,* tantôt dans les conditions d'une bronchite *mixte.* — Ce n'est plus une bronchite syphilitique. Ces cas sont les plus fréquents et ils témoignent de l'intervention et de la valeur du terrain seul.

Que dirons-nous de la bronchite des cardiaques, des rénaux, des gastro-intestinaux ? Mais il n'est pas possible que, quelques caractères particuliers mis à part, ces bronchites ne présentent pas des caractères communs. A quoi peuvent être empruntés ces caractères communs, si ce n'est à une communauté de terrain, le micro-organisme ne montrant pas ici la moindre action ? S'il fallait s'en rapporter à la forme anatomique, nous enregistrerions les bronchites *pseudo-membraneuses* dans les *indéterminées* ; mais leur caractère évolutif nous les fera ranger dans les bronchites *mixtes.*

Nous en avons assez dit pour montrer que l'idée traditionnelle des bronchites survit et que, si les connaissances nouvellement acquises y ajoutent, elles n'entament en rien les conceptions premières qui se dégagent de leur évolution, en d'autres termes, de leur nature.

BRONCHITES CHRONIQUES

Bronchite arthritique

Physiologisme de force { activité fonctionnel générale,
ou d'arthritisme { phagocytose comprise.

Asthme (lésion fonctionnelle).

a) Catarrhe asthmatique.

b) Catarrhe sec — Bronchites aiguës correspondantes { a) bronchite aiguë, *a frigore*, non spécifique. b) bronchite sèche congestive.

c) Catarrhe spasmodique.

d) Catarrhe emphysémateux.

e) Catarrhe symptomatique { tuberculose scléreuse. maladies cardiaques. néphrite interstitielle.

Complications : Coryza irritatif.
Angine irritative.
Laryngite spasmodique.
Dyspnée de force. Accès d'asthme.

Physiologisme de faiblesse.

Bronchite lymphatique

a) Catarrhe ou bronchite commune.
{
à : Streptocoques { seuls ou associés.
Pneumocoques
Pneumo-bacille de Friedlander. } Bronchites aiguës correspondantes { Bronchite aiguë généralisée. Brouc. capillaire. Brouc. infectieuse ou virulente. Bronc. adynamique
Tétragène.
Coli-bacille seul ou associé.
Bacille de Pfeiffer seul.
— — associés { pneum. strept.
Microccocus catarrhalis.
Parasites accessoires :
Oïdium albicans.
Saccharomyces.
Sarcines,
Bacille pyocyanique.
}

b) Bronchite fétide.

c) Bronchite gangréneuse.

d) Bronch. symptomat. { de : mal. cardiaque à dilatation. néphrite parenchymateuse. mal. gastro-intestinale. tuberculose (séro-réaction des crachats).

BRONCHITES

Bronchite lymphatique

e) Bronchites spécifiques :
 Bronchites à bacilles de Koch.
 Bronch. syphilitiques à trépomènes.
 Bronch. par mucorinées.
Complications communes :
 Dyspnée de faiblesse.
 Dilatation bronchique.
 Catarrhe naso-pharyngien.
 Adénoïdites.
Complications spécifiques :
 Diphthérie.

Bronchite mixte

a) Bronchite catarrhale.
b) Bronch. pseudo-membraneuse.
c) — muco-membraneuse.
d) Bronchite diabétique.

e) Bronch. symptom. 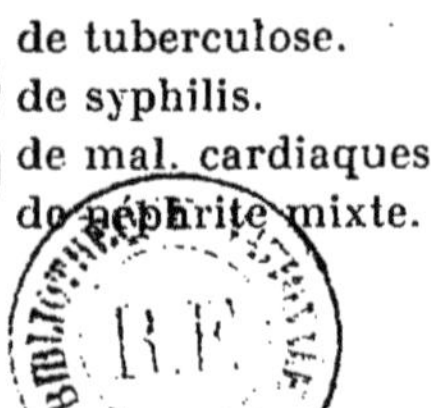
 de tuberculose.
 de syphilis.
 de mal. cardiaques.
 de néphrite mixte.

Issoudun. — Imprimerie GAIGNAULT, 15, rue Victor-Hugo.

9 782019 641740